BEI GRIN MACHT SICH IHR WISSEN BEZAHLT

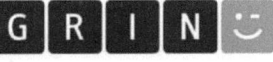

Bibliografische Information der Deutschen Nationalbibliothek:

Die Deutsche Bibliothek verzeichnet diese Publikation in der Deutschen National-
bibliografie; detaillierte bibliografische Daten sind im Internet über http://dnb.d-
nb.de/ abrufbar.

Impressum:

Copyright © 2015 GRIN Verlag, Open Publishing GmbH
Druck und Bindung: Books on Demand GmbH, Norderstedt Germany
ISBN: 978-3-668-10787-8

Dieses Buch bei GRIN:

http://www.grin.com/de/e-book/311839/krisenintervention-bei-krebserkrankungen

Stefan Müseler

Krisenintervention bei Krebserkrankungen

GRIN Verlag

GRIN - Your knowledge has value

Der GRIN Verlag publiziert seit 1998 wissenschaftliche Arbeiten von Studenten, Hochschullehrern und anderen Akademikern als eBook und gedrucktes Buch. Die Verlagswebsite www.grin.com ist die ideale Plattform zur Veröffentlichung von Hausarbeiten, Abschlussarbeiten, wissenschaftlichen Aufsätzen, Dissertationen und Fachbüchern.

Besuchen Sie uns im Internet:

http://www.grin.com/

http://www.facebook.com/grincom

http://www.twitter.com/grin_com

Evangelische Hochschule Dresden

Pflegewissenschaft / Pflegemanagement (Bachelor)

Vorlesung: PM 15 – Gesundheitsförderung und Prävention

5. Semester

Krisenintervention bei Krebserkrankungen

Hausarbeit

Stefan Müseler

Inhaltsverzeichnis

1. Abkürzungsverzeichnis

ANE-Syndrom	- Anorexia, Nausea, Emesis - Syndrom
ATLs	- Aktivitäten des täglichen Lebens
bzw.	- beziehungsweise
ca.	- cirka
KrPfG	- Krankenpflegegesetz
u.a.	- und andere
z.B.	- zum Beispiel

2. Einleitung

Schätzungen des Robert Koch Instituts sind im Jahr 2011 allein in Deutschland knapp 500.000 Menschen neu an Krebs erkrankt.[1] Dies entspricht ca. einer Neuerkrankung pro Minute. Da Krebs verständlicherweise Angst macht, bricht meist nicht nur für den Betroffenen sondern auch für dessen Angehörige eine Welt zusammen. Der Betroffene gerät in eine Krise und benötigt Unterstützung. Krisenauslöser gibt es bei einer Krebserkrankung sehr viele. Sei es z.b. bei Bekanntwerden der Diagnose, bei einer schlechten Prognose, bei einer Mastektomie[2] oder bei Erbrechen, Gewichtsabnahme und Appetitmangel während einer Chemotherapie.

Warum und in welcher Form eine Krebserkrankung eine Krisenintervention erforderlich macht soll in dieser Arbeit dargestellt und erörtert werden.

Nachdem zu Beginn in stark zusammengefasster Form medizinische Aspekte der Krebserkrankung beschrieben werden, soll im weiteren Verlauf auf die Krise bzw. die Krisenintervention eingegangen werden. Im letzten Teil wird schließlich auf die Ziele, wichtige Aspekte und besonders auf die Rolle der Pflegekräfte eingegangen. In diesem Teil möchte ich auch eine Studie näher beleuchten in welcher die Intervention durch geschultes Pflegepersonal mit Patienten, welche im Rahmen ihrer Krebserkrankung eine Chemotherapie erhalten, untersucht wird.

---

[1] Vgl. Robert Koch Institut (2014).
[2] Brust mit Brustwarze, Fettgewebe, Haut und Bindegewebe des Brustmuskels werden entfernt.

3. Die Krebserkrankung

3.1. Allgemeines

Unter der Begriff Krebs werden verschiedene Erkrankungen zusammengefasst. Die Onkologie befasst sich mit den Erkrankungen, bei denen sich Körperzellen unkontrolliert vermehren. Hiervon können die unterschiedlichsten Organe betroffen sein. Der genaue Mechanismus der Krebsentstehung ist jedoch noch unbekannt. Fördernde Faktoren werden in endogene, also genetische Disposition, und exogene, z.b. chronische Schädigung durch Alkohol oder Nikotin, eingeteilt.

Eine Metastasierung kann durch den Blutweg in Knochen, Leber, Lunge, Gehirn u.a., auf dem Lymphweg in regionale Lymphknoten oder Entlang seröser Häute, z.B. dem Peritoneum geschehen.

Die Diagnostik erfolgt auf klinische Zeichen (z.b. tastbare Knoten) durch das Labor, sogenannte Tumormarker, der Sonographie, dem Röntgen, der Computertomographie, der Lymphographie u.a.[3]

3.2. Therapeutische Verfahren

Für die Behandlung einer Krebserkrankung steht eine Reihe von Möglichkeiten zur Verfügung. Welche spezielle Behandlung in einem Fall die richtige ist, hängt u.a. von den individuellen Merkmalen des Betroffenen ab. Es kann z.b. eine Chemotherapie (verhindert die Zellteilung), eine Strahlentherapie (Tumor wird durch die radioaktive Strahlung in seinem Wachstum behindert), eine Operation (Entfernung des Tumors inklusive eines „Mantels" von gesundem Gewebe) oder eine Hormontherapie (bei hormonempfindlichen Tumoren, insbesondere Tumore bei der weiblichen Brust) als Behandlung gewählt werden.

---

[3] Vgl. Maletzki, Walter; Stegmayer, Angelika (2003), S. 118 f.

4. Krise und Krisenintervention – Begriffsbestimmungen

4.1. Was ist eine Krise

Alltagssprachlich wird mit dem Begriff „Krise" eine Zuspitzung oder Verschärfung bzw. eine Ausnahmesituation beschrieben.[4] Der Begriff „crisis", welcher aus dem altgriechischen stammt, bezeichnet einen Wendepunkt entweder zur Gesundheit oder zum Tod. In der Medizin wird mit der Krise ein entscheidender Wendepunkt bei einem Krankheitsverlauf beschrieben.[5] Es kommt zu einer radikalen Verschlechterung des Zustands des Patienten oder aber zu einer beginnenden Heilung. Der Begriff „Krise" wird im chinesischen aus zwei Schriftzeichen zusammengesetzt, wobei ein Zeichen für Gefahr, das andere für Chance steht. Demnach kann dieser Begriff auch als positiv beschrieben werden. Wenn diese als Herausforderung gesehen und erfolgreich bewältigt wird, kann die Bewältigung mit einem gestärkten Selbstbewusstsein verbunden werden.[6]

Die meisten Definitionen des Begriffes „Krise" haben folgende Punkte gemeinsam:

- Es steht mit einem bedeutsamen Ereignis oder einer bedeutsamen Veränderung der Lebensumstände im Zusammenhang.
- Der Zustand der Krise ist akut und zeitlich begrenzt.
- Die Bewältigungsmöglichkeiten des Betroffenen sind überfordert, der Betroffene nimmt die Krise als bedrohlich wahr.[7]

Zusammenfassend ist an dieser Stelle zu sagen, dass eine Krise ein Ereignis ist welches befristet auftritt und aus einer akuten Überforderung eines gewohnten Verhaltens- und Bewältigungssystems durch belastende äußere oder innere Auslöser resultiert. Die akute Überforderung kann durch eine

---

[4] Vgl. Schnell, M.; Wetzel, H. (1999) S. 371 ff.
[5] Vgl. Krise, die o.J.
[6] Vgl. D'Amelio, R. (2010), S. 1.
[7] Vgl. D'Amelio, R. (2010), S. 2 f.

kurzfristige, eine „heftige" Belastung, oder einer länger andauernden, sich steigernden Belastung ausgelöst werden.[8] Ein Mensch, welcher eine Krise erlebt, befindet sich an einem Wendepunkt. Die Mechanismen welche ihm bisher bei der Bewältigung von Schwierigkeiten geholfen haben und sich dabei als wirksam erwiesen haben, erweisen sich bei einer Krise nicht sogleich als hilfreich. Als Konsequenz nehmen seine Spannung und Befürchtungen zu. Dies hat wiederum die Folge, dass er noch weniger zu einer Lösung gelangen kann. Man fühlt sich folglich dieser Situation hilflos ausgeliefert, in dem Zustand emotionaler Verwirrung gefangen und unfähig, selbst etwas zur Lösung des Problems zu unternehmen.[9] Eine Krisenintervention ist folglich angebracht.

4.2. Was ist Krisenintervention

Die Krisenintervention bietet dem sich in der Krise befindenden Menschen jene Hilfe welche er in dieser Situation braucht um sein inneres Gleichgewicht wieder zu erlangen. Sie legt den Fokus auf die Behandlung des akuten emotionalen und kognitiven Zustands des Patienten. Weiterhin fokussiert die Krisenintervention die Krisenauslöser sowie die vorhandenen Ressourcen. Eine Krisenintervention ist zeitlich limitiert und auf ein spezifisches Vorgehen ausgerichtet, welches unmittelbar auf die Stabilisierung des Patienten wirkt. Dies zielt auf die Entlastung des Patienten ab, welches eine Wiederherstellung der Handlungs- und Entscheidungsfähigkeit bewirkt. Prinzipiell gilt, dass erste Bewältigungsschritte und nicht eine endgültige Lösung gefunden werden sollen. Hieraus folgt dass die Krisenintervention keine lösungsorientierte Kurzzeit- oder Psychotherapie ist. Trotzdem wird auch mit psychotherapeutischen Strategien und Techniken „gearbeitet".[10]
Der Ablauf einer Krisenintervention lässt sich in 4 Phasen unterscheiden. In der ersten Phase wird die Situation sowie die Befindlichkeit des Patienten beurteilt. Im Mittelpunkt stehen hierbei unmittelbare interne und externe Auslöser der

---

[8] Vgl. D'Amelio, R. (2010), S. 2 f.
[9] Vgl. Aguilera, D. C.; Messick, J. M. (1977), S. 15.
[10] Vgl. D'Amelio, R. (2010), S. 9 f.

Krise. Biographische Daten werden, soweit diese auf die akute Situation einwirken, herangezogen. Auch bisherige Lösungsversuche sollten ausgewertet werden.

In der zweiten Phase wird die Krisenintervention geplant. Hierbei gilt die Berücksichtigung der Ressourcen des Patienten. Weiterhin muss beachtet werden, dass die Krisenintervention kurzfristig umzusetzen ist und der Patient unmittelbar stabilisiert wird.

Die dritte Phase, die Durchführung der Krisenintervention, hat die Symptomverminderung sowie die ausreichende Stabilisierung des Patienten zum Ziel und letztlich bei der vierten Phase wird die Krisenintervention mit einer Bewertung sowie vorausschauenden Planung abgeschlossen.[11]

5. Krisenintervention bei Krebserkrankung

5.1. Ziel der Kriseninterventionen

Es gibt sehr viele verschiedene Arten von Krebserkrankungen, welche alle auch mit verschiedenen Prognosen einhergehen. Eine Gemeinsamkeit aller ist dass die Krisenintervention dabei helfen sollte die Krise zu überstehen und im besten Fall, vorausgesetzt es besteht eine gute Prognose, mit Hilfe medizinischer Therapien das Ziel Gesundheit anzustreben. Ziele für Kriseninterventionen sind zum einen Hilfe bei der Akzeptanz des Unabänderlichen und zum anderen Unterstützung bei der Bewältigung des Möglichen. Die Krisenintervention ist nötig um den Betroffenen zu entlasten und den Heilungsverlauf zu unterstützen. Hierfür muss der Therapie-Alltag und die Biographie des Betroffenen in Einklang gebracht werden.[12] Vorliegende Symptome müssen beseitigt werden und die Funktionalität muss wieder hergestellt bzw. aufrechterhalten werden. Nach der persönlichen Katastrophe, z.B. dem Schock der Diagnose, gilt es nun der Entwicklung tiefgreifender neurotischer oder psychotischer Symptome

---

[11] Vgl. Schnell, M.; Wetzel, H. (1999), S. 371 ff.
[12] Vgl. Corbin, J. C.; Strauss, A. L. (1993).

vorzubeugen und „alles, was nicht unmittelbar mit dem vorliegenden Problem zu tun hat, außer Acht zu lassen".[13]

5.2. Beurteilung der Situation und Befindlichkeiten

Die erste Beurteilung der Situation kann durch die Pflege bereits bei dem Aufnahmegespräch bzw. der Pflegeanamnese geschehen. Bereits gestellte Befunde können der Pflegekraft ein erstes Bild geben auf was besonderes Augenmerk gelegt werden sollte. Die Befindlichkeiten können mittels der Aktivitäten des täglichen Lebens (ATLs) festgestellt werden. So kann es z.b. durch den Auslöser der Krise, der Krebserkrankung, im Bereich der Ausscheidungsorgane wie z.b. Darmkrebs zu Obstipation oder Diarrhö kommen. Um eine gute Krisenintervention durchführen zu können ist die Beurteilung aller Einschränkungen, welche mit zu der Krise beitragen, sehr wichtig. Später kann auf diese Probleme besonders eingegangen werden. Biographische Daten wie z.b. Ehepartner oder Kinder können auch von großer Bedeutung sein, da diese unter Umständen in die Therapie mit einbezogen werden können. Ein ebenso wichtiges Indiz ist die Prognose oder das Stadium der Behandlung. Ist der Patient womöglich unheilbar krank und befindet sich in einer palliativen Situation? In diesem Fall stehen wiederrum andere Pflegeergebnisse im Fokus wie z.b. die Verbesserung bzw. der Erhalt der Lebensqualität oder die Verbesserung und der Erhalt des Wohlbefindens.[14]

Auch im Hinblick auf die Verarbeitung und Anpassung an die neue Lebenssituation stellen die zahlreichen Belastungen in Zusammenhang mit einer Tumorerkrankung und deren Behandlung für den Betroffenen eine sehr große Anforderung dar. Dies wird auch mit dem Begriff der „Krankheitsbewältigung" beschrieben. Darunter werden individuelle Regulationsprozesse des einzelnen Individuums verstanden, welche dazu dienen, die durch die Krankheit gestörte bzw. beeinträchtigte Befindlichkeit wieder herzustellen und sich an die krankheitsbedingten Belastungen und

---

[13] Aquilera, D.C. (2000), S. 46.
[14] Vgl. Biesalski, Hans Konrad; Paul, Claudia; Zürchner, Gudrun (2008), S. 185 f.

Folgeprobleme anzupassen. Zur Erfassung der Krankheitsverarbeitung steht dem Pflegepersonal eine Vielzahl von Instrumenten zur Verfügung, die wichtigsten hiervon sind Interviews und Fragebögen. Im deutschsprachigen Raum am häufigsten eingesetzt ist der Freiburger Fragebogen zum Krankheitsverlauf und die Trier Skalen zur Krankheitsverarbeitung.[15]

5.3. Planung und Durchführung der Krisenintervention

Die Planung der Krisenintervention erfolgt zum Beispiel durch die Pflegeplanung. In dieser werden Pflegeprobleme/ Ressourcen, Pflegeziele sowie die Pflegemaßnahmen festgehalten. Beispielhaft könnte es bei einem Chemotherapie Patienten zu dem Pflegeproblem Übelkeit, Erbrechen und Appetitmangel kommen. Eine Ressource wäre zum Beispiel ein ganz bestimmtes Lieblingsessen des Patienten oder kleinere Mahlzeiten können trotz Übelkeit durch den Patienten aufgenommen werden. Das Pflegeziel wäre in diesem Beispiel die Übelkeit zu minimieren und den Gewichtsverlust zu verhindern.[16] Als Pflegemaßnahme könnte eine Wunschkost dienen, das Anbieten von kleinen Mahlzeiten oder spezifische Informationsvermittlung, welches ich im nächsten Abschnitt erläutern möchte.

5.3.1. Intervention bei dem ANE-Syndrom

Bei einer Krebserkrankung gibt es wie bereits in der Einleitung beschrieben die verschiedensten Anlässe welche eine Krise auslösen können. Die Ziele der Krisenintervention sind hierbei auch nach Auslöser zu unterscheiden. An dieser Stelle möchte ich zunächst als Beispiel auf die pflegerische Intervention eingehen, welche bei Chemotherapie Patienten zu einer Verbesserung von

---

[15] Vgl. Weis, Joachim (2008), S. 332 ff.
[16] Vgl. Biesalski, Hans Konrad; Paul, Claudia; Zürchner, Gudrun (2008), S. 181 ff.

Übelkeit, Erbrechen und Appetitmangel, dem sogenannten ANE-Syndrom[17], führen soll.

Die pflegerische Intervention erfolgt mittels strukturierter pflegerischer Informations- und Beratungsintervention. Ziel dabei ist es, neben dem Zuwachs an krankheitsbezogenem Wissen auch eine verbesserte Selbstpflegekompetenz und schließlich eine erhöhte Alltagsautonomie sowie Steigerung der Lebensqualität für die Patienten zu erlangen. Die Wirksamkeit dieser Art der Intervention wurde durch die Prospektive cluster-randomisierte kontrollierte Multicenterstudie „Patienten- und Mitarbeiterschulung in fachpflegerisch-onkologischen Interventionen", welche von der Robert Bosch Stiftung im Rahmen des Programms „Gemeinsame Projekte von Hochschule und Praxis" gefördert wurde, nachgewiesen.[18] Die Intervention, der Wissenstransfer zwischen Pflegenden und Patienten erfolgte mittels didaktischer Methoden, wofür die Pflegekräfte speziell geschult wurden. Das wichtigste Ergebnis der Studie ist, dass Information und Beratung des Patienten durch die Pflegekraft wirksam ist. Eine strukturierte und speziell geschulte Intervention besteht aus einer auf die Zielgruppe ausgerichtete Informationsbroschüre verbunden mit einem Beratungsgespräch. Dies führte laut dieser Studie nachweislich zu einer Verbesserung von Übelkeit, Erbrechen und Appetitmangel bei den untersuchten Patienten.[19] Die Chemotherapie Patienten dieser Studie konnten nach der Intervention mehr und wirksamere Selbstpflegehandlungen umsetzen. Dadurch resultierte eine Verringerung der Beschwerden. So kam es zum Beispiel durch sofortiges reinigen von Wunden zu einem Rückgang von Infektionen, gegen Erbrechen half zum Beispiel sich in einem gut gelüfteten Zimmer aufzuhalten, das meiden von Rauchen und Alkohol hilft gegen Schmerzen und Brennen im Mund u.a.[20] Der Krisenauslösende Faktor, das Erbrechen, der Appetitmangel, die Gewichtsabnahme und die Übelkeit, konnten durch diese Intervention minimiert

---

[17] Anorexia, Nausea, Emesis; Appetitmangel/Gewichtsverlust, Übelkeit, Erbrechen.
[18] Vgl. Berndt, U.; Dokken, H.; Horn, I.; Höhne, J.; Knerr, A.; Landenberger, M.; Lasic, G.; Probstl, A.; Stibale, M.; Stukenkemper, J.; Thoke-Colberg, A.; Zirkler, A. (2007), S. 3 ff.
[19] Vgl. Ebd. S. 20.
[20] Vgl. Ebd. S. 14 f.

werden welches zu einer erhöhten Alltagsautonomie sowie zu einer Steigerung der Lebensqualität führte.

5.3.2. Informationsbroschüren

Wie an diesem Beispiel gezeigt wurde sind Informationsbroschüren für die Pflegefachkräfte ein unterstützendes Medium, welches in ansprechender Form gestaltet in verständlicher Sprache Informationen zur z.B. Chemotherapie liefern kann. Der Inhalt kann aus Informationen über:

- Möglichkeiten zur Selbstpflege und Anleitung bei wirksamen, einfachen Selbstpflegehandlungen durch die Pflege als eigenverantwortliche Aufgabe[21]
- Möglichkeiten der pharmakologischen Therapie und die Unterstützung durch das pflegerische Handeln
- weitere Therapiemöglichkeiten wie z.b. Entspannungstraining, spezielle Ernährung bei z.B. Anorexia[22] u.a.[23]

bestehen.

Informationsbroschüren sollten bei der Intervention jedoch nicht das alleinige Mittel sondern nur zur Unterstützung dienen.

5.3.3. Beratungsgespräch

Bei dem Beratungsgespräch werden strukturierte Informationen vermittelt. Dies geschieht im Dialog, wobei jederzeit die Möglichkeit des Reaktivierens des

---

[21] Vgl. KrPfG §3 Abs. 2.
[22] Appetitlosigkeit.
[23] Vgl. Berndt, U.; Dokken, H.; Horn, I.; Höhne, J.; Knerr, A.; Landenberger, M.; Lasic, G.; Probstl, A.; Stibale, M.; Stukenkemper, J.; Thoke-Colberg, A.; Zirkler, A. (2007), S. 8.

Wissens und der Ergänzung weiterer Informationen geboten wird.[24] Ziele des Beratungsgesprächs sind die Bedürfnisse und Ängste zu verstehen welche zum Verhalten des Patienten beitragen, den individuellen Sinn der Krankheit im Leben des Patienten zu akzeptieren, emotionale Möglichkeiten sowie die Grenzen des Patienten bewusst zu machen, helfen die Stärken nutzen zu können, den emotionalen Schmerz zu bestätigen, notwendige Trauerarbeit oder die positive Umdeutung des Krankheitsereignisses zu unterstützen um damit auf die Bedürfnisse des Patienten zu reagieren, persönliche Wertvorstellung respektieren, Bedürfnisse nach einem defensiven Umgang mit der Erkrankung zu akzeptieren und neue Erkenntnisse zu ermöglichen und den Patienten, vorausgesetzt dieser ist für neue Wege der Problemlösung aufgeschlossen, neue Strategien aufzuzeigen.[25]

5.3.4. Weitere Formen der Intervention

Bei fehlender oder nicht patientengerechte Aufklärung über Diagnose, Therapie und Prognose in der Onkologie, welches für den Patienten sehr beängstigend sein kann, kann der Pflegende für ein besseres Verständnis als Dolmetscher oder Interpretator zu wirken. Dabei sollte jedoch unbedingt beachtet werden dass die Aufklärung eindeutig in den Zuständigkeitsbereich des Arztes fällt. Viele Patienten ahnen auch bereits die Diagnose oder die Prognose und suchen mit Fragen danach eher einen Gesprächspartner als ein „ja" oder „nein". Der Pflegende sollte sensibilisiert sein für versteckte Signale, welche den Wunsch nach einem Gespräch oder Zuwendung ausdrücken. Auch die Kontakte zur Außenwelt sollen unterstützt und gefördert werden (z.B. Telefon im Zimmer, flexible Besuchszeiten u.a.)[26]

Eine weitere Intervention bei Krebserkrankungen ist die Motivation zu der Übernahme bestimmter Funktionen, welche auch weiterhin erfüllt werden

---

[24] Vgl. Berndt, U.; Dokken, H.; Horn, I.; Höhne, J.; Knerr, A.; Landenberger, M.; Lasic, G.; Probstl, A.; Stibale, M.; Stukenkemper, J.; Thoke-Colberg, A.; Zirkler, A. (2007), S. 9.
[25] Vgl. Houldin, Arlene (2003), S. 135.
[26] Vgl. Maletzki, Walter; Stegmayer, Angelika (2003), S. 525.

können. Dies kann z.B. „Entscheidungen treffen" oder die „Versorgung der eigenen Kinder" sein. Der Betroffene bleibt in diesen Bereichen unabhängig, welches zu einer erhöhten Alltagsautonomie führt. Weiterhin kann die Pflegekraft zur Beratung und Teilhabe an Selbsthilfegruppen motivieren in welcher über Einstellungen, Überzeugungen und Wahrnehmungen gesprochen wird. Zudem kann bei existenziellen Fragen die Pflegekraft andere Berufsgruppen wie z.b. einen Seelsorger vermitteln.[27]

Auch die Aktivitäten des täglichen Lebens dürfen bei der Krisenintervention nicht vernachlässigt werden. Von tumorösen Krankheiten Betroffene sind häufig in verschiedenen Bereichen ihrer ATLs eingeschränkt. Um die Krise besser bewältigen zu können sollte die Pflegekraft hierbei unterstützen. Dies kann z.b. bei der ATL „Essen und Trinken" geschehen. Da sich die Erkrankung bzw. auch die Therapie wie bereits beschrieben auf die Nahrungsaufnahme entscheidend auswirkt, kann das Pflegepersonal hier mit dem Eingehen auf besondere Wünsche reagieren.[28] Bei Tumoren, welche die Ausscheidung betreffen, z.b. Darm- oder Blasencarzinom) richtet sich die Aufmerksamkeit der Pflegefachkraft auf die Ausscheidung. Hierbei ist es wichtig auf Blutbeimengungen, Infektionen, Diarrhoe u.a. zu achten[29] und bei Bedarf den behandelnden Arzt zu konsultieren. Da eine Tumor Erkrankung viel Energie benötigt, sollte den Betroffenen ermöglicht werden mehrere Ruhephasen einzulegen.[30] Auch weitere ATLs wie z.B. „Sich als Mann oder Frau fühlen" bei Organverlust wie z.b. der Prostata des Mannes oder die Brust der Frau, müssen durch die Pflege beachtet werden. Bei diesem Beispiel ist es die Aufgabe der Pflegeperson, wenn möglich die Bezugspflegeperson, das neue Körpergefühl zu wecken indem der Körper als „Ganzes" vermittelt wird.[31]

---

[27] Vgl. Houldin, Arlene (2003), S.139.
[28] Vgl. Maletzki, Walter; Stegmayer, Angelika (2003), S. 124; S. 285 und S. 518 ff.
[29] Vgl. Ebd. S. 135, S. 285, S. 518 ff.
[30] Vgl. Ebd. S. 156, S. 286, S. 518 ff.
[31] Vgl. Ebd. S. 182, S. 188, S. 518 ff.

5.3.5. Sinn finden

Als sehr wichtige ATL möchte ich an dieser Stelle die des „Sinn finden" nennen. Vor allem in Krisensituationen sollte der Patient durch das Pflegepersonal so akzeptiert werden wie er ist. Ihm sollen die Möglichkeiten zur Aussprache gegeben werden. Wenn dies nicht im Rahmen der Möglichkeiten des Pflegepersonals liegt, sollte hier zu einem anderen Berufsgruppe wie z.B. dem Seelsorger oder Psychologen vermittelt werden. Unter Umständen ist auch eine Krisenintervention durch psychiatrisches Fachpersonal angezeigt. Auch bei Weinen oder Schimpfen durch den Patienten sollte das Personal hier Verständnis zeigen und die eigene Unsicherheit oder Ängste aushalten. Die Toleranz der Pflegeperson bei seelsorgerischen Verhalten ist, unabhängig von der Weltanschauung, äußerst wichtig.[32]

6. Schluss

Die Krisenintervention bei Krebserkrankungen ist sehr vielseitig und immer auf die spezifische Krebserkrankung abzustimmen. Dennoch gibt es auch Gemeinsamkeiten, bestimmte Probleme mit denen alle Krebspatienten zurechtkommen müssen, wie zum Beispiel „den Sinn" in der Erkrankung zu finden. Die Patienten müssen bei der Bewältigung der Krise Krebserkrankung durch alle an der Therapie beteiligten Berufsgruppen unterstützt werden.

Leider kommt es auch im Klinikalltag, wie in vielen anderen Bereichen des Gesundheitssystems, in der Onkologie durch Kosteneinsparungen immer mehr auf ökonomische Ziele an. Möglichst geringe Kosten sowie therapeutische Effizienz stehen dabei im Mittelpunkt. Die Deutsche Krebsgesellschaft schreibt dazu in der Verleihungsbroschüre des „6. Prix Pierre Denoix", dem Preis für Lebensqualität in der Krebstherapie: „Der Patient mit seinen individuellen Beschwerden, Bedürfnissen, Ängsten und Hoffnungen rutscht da nicht selten in

---

[32] Vgl. Maletzki, Walter; Stegmayer, Angelika (2003), S. 179.

die letzte Reihe der Prioritäten"[33]. Diese Tendenz macht es auch für die Pflegekräfte schwierig, angemessen bei der Krise Krebs zu intervenieren. Bei der Intervention mit Krebspatienten sollte außerdem bedacht werden, dass Informationen über die Krankheit auch kontraproduktive Wirkungen haben können und das Patienten teilweise auch nur selektiv zuhören. Der Krisenhelfer sollte erforderliche Verhaltensänderungen beobachten, u.U. intervenieren oder an andere professionelle Helfer, z.B. einen Psychologen weiter vermitteln. Es muss bei der Intervention Beachtung finden, dass ein Maß an Verdrängung auch einen positiven Krankheitsgewinn darstellen kann.

An dieser Stelle ist es mir wichtig zu erwähnen, dass auch Pflegekräfte in der Onkologie großen Belastungen ausgesetzt sind. Sie brauchen selbst Möglichkeiten die beruflichen Belastungen zu bewältigen. Dies kann z.B. im Beruf durch Supervisionen oder Balint-Gruppen geschehen.[34] Schulungen sind im Rahmen der onkologischen Pflege sehr sinnvoll. Hierbei vermitteln Pflegekräfte z.B. durch didaktische Methoden mehr Sicherheit, welches sich schließlich auch positiv auf den Patienten auswirkt.

---

[33] Deutsche Krebsgesellschaft e.V. (2014), S. 3.
[34] Vgl. Maletzki, Walter; Stegmayer, Angelika (2003), S. 525 f.

7. Literaturverzeichnis

Aquilera, D.C. (2000): Krisenintervention: Grundlagen, Methoden, Anwendung. Bern, Göttingen, Toronto, Seattle: Hans Huber Verlag.

Aguilera, D. C.; Messick, J. M. (1977): Grundlagen der Krisenintervention: Einführung und Anleitung für helfende Berufe. Freiburg im Breisgau: Lambertus Verlag.

Berndt, U.; Dokken, H.; Horn, I.; Höhne, J.; Knerr, A.; Landenberger, M.; Lasic, G.; Pröbstl, A.; Stibale, M.; Stukenkemper, J.; Thoke-Colberg, A.; Zirkler, A. (2005): Patienten- und Mitarbeiterschulung in fachpflegerisch-onkologischen Interventionen (Studie). Gefördert durch Robert Bosch Stiftung im Rahmen des Programms „gemeinsame Projekte von Hoschschule und Praxis". Verfügbar unter: http://www.bosch-stiftung.de/content/language1/downloads/internetbericht_mitarbeiterschulung.pdf [03.06.2015].

Biesalski, Hans Konrad; Paul, Claudia; Zürchner, Gudrun (2008): Pflege in der Onkologie. In: Bäumer, Rolf; Maiwald, Andrea (Hrsg.), Onkologische Pflege. Stuttgart, New York: Georg Thieme Verlag, S. 149-330.

Corbin, J. C.; Strauss, A. L. (1993): Weiterleben lernen. München: Piper Verlag.

D'Amelio, R. (2010): Studienbrief: Krise und Krisenintervention – Version 2010. Homburg/ Saar: Universitätskliniken des Saarlandes.

Deutsche Krebsgesellschaft e.V. (Hrsg.) (2014): Verleihung 2014 – 6. Prix Pierre Denoix – Preis für Lebensqualität in der Krebstherapie 2014 [Broschüre]. o.O.: Eigenverlag.

Houldin, Arlene (2003): Pflegekonzepte in der onkologischen Pflege. Bern: Hans Huber Verlag.

Krise, die (o.J.): In: Duden online (Online-Duden). Verfügbar unter: http://www.duden.de/node/696168/revisions/1370043/view [03.06.2015].

Maletzki, Walter; Stegmayer, Angelika (2003): Klinikleitfaden Pflege (5. Auflage). München: Urban & Fischer.

Robert Koch Institut (2014): Zentrum für Krebsregisterdaten. Datenbankabfrage. Verfügbar unter: http://www.krebsdaten.de/Krebs/SiteGlobals/Forms/ErgebnisAnsicht/ErgebnisA nsicht_form.html [01.06.2015].

Schnell, M.; Wetzel, H. (1999): Krisenintervention und –therapie. In: Asanger R., Wenninger G. (Hrsg.) Handwörterbuch Psychologie. Weinheim: Verlags Union.

Weis, Joachim (2008): Psychosozialer Bereich in der Onkologie. In: Bäumer, Rolf; Maiwald, Andrea (Hrsg.), Onkologische Pflege. Stuttgart, New York: Georg Thieme Verlag, S. 331-379.

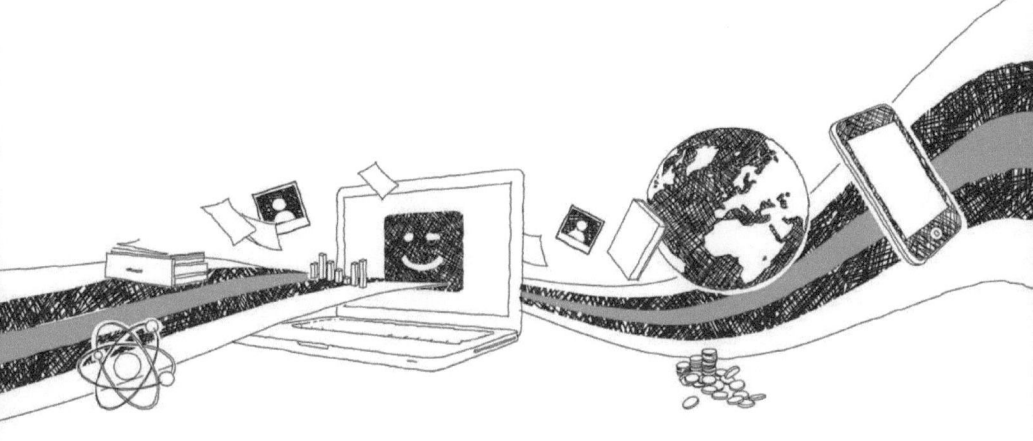
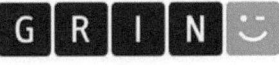